Gesund und fit mit Autophagie

Wie Sie mit Autophagie Ihre Gesundheit stärken, Körperfett verlieren, Krankheiten vorbeugen und jünger aussehen

Sebastian Thiele

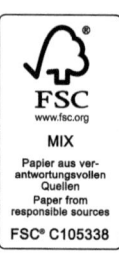

INHALT

Das erwartet Sie in diesem Buch

Woran denken Sie, wenn Sie das Wort Recycling hören? Sicherlich fallen Ihnen sofort einige Punkte ein, die mit Naturschutz, Wiederverwendung von nicht abbaubaren Rohstoffen oder Müll und Müllverwertung zu tun haben. Vielleicht wollen Sie schon hier aufhören zu lesen, weil Sie nicht noch mehr über Klimaschutz und Nachhaltigkeit belehrt werden wollen, wie es aktuell in den Medien schon der Fall ist. Aber wussten Sie, dass auch unser Körper selbst Millionen von kleinen „Recyclingplätzen" hat? Sicher, das Ganze hört sich erst einmal sehr unglaubwürdig an, aber je weiter Sie in diesem Buch lesen – und das lohnt sich wirklich –, desto beeindruckter werden Sie sein und desto deutlicher wird Ihnen, was für ein Meisterwerk unser Körper ist und wie viel Sie noch von ihm und über ihn lernen können.

Da Sie als Leser vermutlich nicht alle auf dem gleichen Wissensstand sind, können Sie auf den ersten Seiten des Buches zuerst einmal mehr über den körpereigenen Stoffwechselablauf in den Zellen und die biologischen Hintergründe lesen, bevor Sie immer weiter zum eigentlichen Thema – dem Recyclingprozess der Zellen, auch Autophagie genannt – kommen. Aber damit Sie das Buch nicht gleich wieder zurücklegen, weil Sie schon in der Schule genug von Zellen hatten und schon da nur Bahnhof verstanden haben, kommt hier gleich die Entwarnung:

Sie müssen keine Angst vor komplizierten chemischen und biologischen Vorgängen oder komplizierter Fachsprache mit unglaublich verschachtelten Sätzen haben. In weiser Voraussicht, dass diese kleinen Zellen, die in unglaublicher Weise Ihr ganzes Leben bestimmen, nicht so einfach zu verstehen sind, führt das Buch Sie langsam und schrittweise immer weiter zum Thema und im Anschluss an einen, auch für Laien gut verständlichen, theoretischen Teil, können Sie noch mehr über den praktischen Nutzen der Autophagie in der Medizin erfahren und sogar selbst aktiv werden und etwas für Ihre eigene Gesundheit tun. Worauf warten Sie also noch? Legen Sie los und lernen Sie, wie Sie schon jetzt etwas gegen Demenz, Krebs und das Alter tun können.

Die Zelle – Der kleinste gemein-same Vielfache

EIN KURZER STECKBRIEF

Bevor es richtig losgeht, stellen Sie sich vielleicht gerade noch die Frage, was eine Zelle eigentlich genau ist. Sie erinnern sich vielleicht sogar noch an Ihren Biologieunterricht aus der Schule und den gern wiederholten Merksatz „Mitochondrien sind die Kraftwerke der Zellen". Aber ab da wird es dann auch schon schwierig. Zellkern, Endoplasmatisches Retikulum, Golgi-Apparat und vieles mehr ist Ihnen so spontan wahrscheinlich gar nicht erst in den Sinn gekommen, obwohl Sie ohne all diese kleinen Bestandteile gar nicht in der Lage wären, dieses Buch in der Hand zu halten, zu lesen, geschweige denn zu leben. Um Ihre Erinnerungen ein bisschen aufzufrischen und vielleicht auch noch das eine oder andere zu ergänzen, finden Sie auf den nächsten Seiten noch einmal ein paar Erklärungen dazu. Aber damit es nicht gleich am Anfang zu komplex wird, können Sie die Zelle auch mit einer großen Fabrik vergleichen und sich damit vielleicht bildlich besser vorstellen, wie und was in der Zelle abläuft.

In einer Zelle gibt es viele einzelne Zellorganellen, die alle eine unterschiedliche Aufgabe haben. In Ihrer Fabrik würden die Organellen einzelnen Abteilungen entsprechen, die mit ihrer Arbeit alle dafür sorgen, dass die Fabrik als Ganzes funktioniert. Die wichtigste Zellorganelle ist der **Zellkern**, in dem die DNA gespeichert und kopiert wird. Diese Kopien werden anschließend entweder in Aminosäuren und Proteine umgewandelt, um Zellorganellen oder Informationen zu erstellen, und bleiben innerhalb der Zelle, oder werden für die Zellverdopplung genutzt. Für Ihre Fabrik wäre der Zellkern so etwas wie das **Büro vom Chef**, der die Anleitungen aller Arbeitsschritte und die wichtigen Informationen für die einzelnen Abteilungen hat. Diese Anleitungen und Informationen kann er nun entweder teilweise kopieren, um sie innerhalb der Fabrik an die Arbeitsplätze zu verteilen, oder er kann die gesamte Kopie nutzen, um eine neue zweite Fabrik zu erbauen. Sie merken also: Ohne Zellkern funktioniert in der Zelle nichts, denn wenn die Anleitung für alle grundlegenden Schritte fehlt, dann kann auch nicht gearbeitet werden.

Sehr wichtig für die Zelle sind auch die vorhin erwähnten „Kraftwerke der Zellen", die **Mitochondrien.** Diese liefern der Zelle genug Energie, damit sie alle ihre Aufgaben erfolgreich erledigen kann. In Ihrer Fabrik wären die Mitochondrien vielleicht die Snacks und Lunch-Pakete für die Angestellten oder die Energie für Maschinen in Form von Strom.

Im Verlauf wichtig wird auch noch das **Endoplasmatische Retikulum**, das Proteine bildet und diese weiter an den **Golgi-Apparat** leitet, damit sie von dort aus entweder aus der Zelle abgegeben oder in der Zelle selbst eingebaut werden können. Die beiden Organellen zusammen sind also fast wie eine kleine Poststation, die in der Fabrik entwickelte Produkte entweder an andere Fabriken weitergibt, die die Produkte gerade benötigen, oder die Produkte in der eigenen Fabrik verteilen, um Abteilungen zu unterstützen oder weitere Arbeitsschritte vorzunehmen.

Für das Thema der Autophagie dürfen Sie aber auch die **Lysosomen** nicht außer Acht lassen, die nicht benötigte Stoffe abbauen, damit die entstehenden Rohstoffe danach wiederverwendet werden können. Dabei können die Lysosomen aber nicht nur zelleigene Stoffe abbauen, sondern auch aus der Umgebung Stoffe aufnehmen und diese „recyceln" oder, falls es sich um giftige Stoffe oder Angreifer wie Bakterien oder Viren handelt, diese zerstören und in ihre Einzelteile zerlegen. In Ihrer Fabrik wäre so ein System sicherlich auch von Vorteil, denn so muss nicht alles neu gekauft werden, Sie können Rohstoffe und Geld sparen und Ihre Fabrik sogar noch vor Angreifern und Hackern schützen.

Noch einmal zusammengefasst, merken Sie sich jetzt also, dass der Zellkern die Informationen liefert, die Mitochondrien bringen die Energie, das Endoplasmatische Retikulum und der Golgi-Apparat dienen zusammen als Post und verteilen Produkte und Informationen vom Zellkern in der Zelle oder nach außen und die Lysosomen sind die „Ökofreaks", die keinen Rohstoff wegschmeißen wollen, ohne davor geprüft zu haben, dass er auch wirklich nicht mehr brauchbar ist. Alle Organellen stehen in enger Verbindung zueinander und sobald ein Teil nicht mehr funktioniert und nicht repariert werden kann, so geht auch die ganze Zelle zugrunde.

Aber Moment, bevor Sie jetzt weiterlesen, müssen Sie noch über einen sehr wichtigen Teil der Zellen Bescheid wissen, der die Grundlage für alle Stoffwechselabläufe darstellt, denn ohne eine **Zellwand**, die die Zelle von ihrer Umgebung abschirmt, wäre das alles gar nicht möglich. In Ihrer Fabrik brauchen Sie schließlich auch ein paar Wände, Türen und Fenster, damit nicht jeder einfach in die Fabrik kommen und sich die Sachen nehmen kann, die er gerade braucht. Außerdem müssen Sie Ihre Fabrik auch vor Umwelteinflüssen wie Regen, Schnee, Hitze oder auch mal einem Sturm oder einer Flut schützen. Und sicherlich wollen Sie auch nicht, dass sich Ihre Produkte einfach unkontrolliert in der Gegend verteilen und Sie am Schluss nichts mehr finden. Genau so geht es auch den Zellen, denn auch sie wollen nicht, dass ihnen etwas gestohlen wird, dass sie durch Umgebungsumstände einen Schaden davon tragen oder dass die mühevoll hergestellten Zellprodukte sich verteilen, ohne dass sie eine Funktion haben. Somit hat jede Zelle eine kleine Mauer entwickelt, die sie vor all diesen Sachen schützt. Wird die Zellregion zum Beispiel mit Nährstoffen überflutet, so kann sich die Zelle davor schützen und selbst über

Kanäle in ihrer Mauer entscheiden, wie viel sie durchlassen will oder nicht. Das betrifft auch den Transport aus der Zelle hinaus, denn Zellen können auch Dinge herstellen, die sie selbst gar nicht brauchen, sondern die nur in anderen Bereichen benötigt werden. Will die Zelle dann mal etwas nach außen abgeben, so kann sie ihre Kanäle öffnen und die gewünschten Stoffe exportieren.

Sie können sich das alles vorstellen wie einen riesigen Organismus, der in ganz viele kleine Einheiten geteilt ist. Stellt der Organismus Stoffe zur Verfügung, kann jede Einheit für sich entscheiden, ob sie diesen Stoff gerade benötigt oder nicht. Und wenn der Organismus merkt, dass in einem Teil von ihm etwas fehlt, kann er sogar andere Teile darauf aufmerksam machen und die Einheiten auffordern, sich gegenseitig zu unterstützen. Ist das nicht unglaublich, wie viel diese kleinen Zellen alles können? Wäre das nicht mal ein Beispiel, von dem sich die weltweite Wirtschaft eine große Scheibe abschneiden könnte?

DIE DHL DER ZELLEN

Jetzt, wo Sie schon einiges über die Zellen erfahren und Ihr Wissen noch einmal ein bisschen aufgefrischt haben, können Sie tiefer in das Thema ansteigen und sich mit dem Stoffwechsel und Transport in der Zelle auseinandersetzen. Wie Sie sich vielleicht vorstellen können, kann die Zelle nicht alle benötigten Produkte selbst herstellen, sondern muss auch Sachen aus der Umgebung aufnehmen und diese in die Zelle einbauen. Eine Fabrik funktioniert schließlich auch nicht ohne einen ständigen Austausch mit der Umwelt in Form von Importen und Exporten. Ständig werden neue Rohstoffe angeliefert und fertige Produkte verschickt. Und genau so läuft es auch in der Zelle ab. Dabei gibt es ganz viele unterschiedliche Arten von Transporten, die Sie sich im Folgenden genauer anschauen können.

Zuerst einmal zur Aufnahme in die Zelle, der **Endozytose**, die noch weiter in eine Pino- und Phagozytose unterteilt werden kann. Diese Begriffe klingen für Sie vermutlich erst einmal sehr komplex und Sie fragen sich, wie Sie all das verstehen sollen. Doch keine Angst, das Ganze ist einfacher, als es sich anhört, und Ihnen reicht auch nur ein kurzer Überblick über die einzelnen Transportarten. Der Unterschied zwischen den beiden Aufnahmearten liegt eigentlich nur in der Art des Stoffes, der aufgenommen wird. Bei der Pinozytose handelt es sich um lösliche Produkte und bei der Phagozytose werden ganze Partikel, Bakterien, Fremdkörper und ähnliche größere Sachen aufgenommen. Als kleine Eselsbrücke können Sie sich auch merken, dass Pinozytose das kürzere Wort ist und somit kleinere Produkte aufgenommen werden. Phagozytose dagegen ist das längere Wort und es werden größere Partikel im Ganzen aufgenommen. Und Endozytose im Allgemeinen heißt immer, dass etwas in die Zellen hinein transportiert wird.

Eine weitere Transportmöglichkeit ist die **Transzytose,** die Stoffe lediglich durch eine Zelle transportiert, ohne sie an die jeweilige Zelle abzugeben. Der Stoff wird also auf der einen Seite aufgenommen und auf der gegenüberliegenden Seite wieder abgegeben. In diesem Moment können Sie die Zelle mit einem kleinen Hindernis vergleichen und da es umständlicher und vielleicht durch angrenzende Zellen auch unmöglich wäre, dieses Hindernis zu umgehen, wird der Stoff einfach durchgeschleust. Ist das nicht erstaunlich, was die Zelle alles kann?

Der letzte wichtige Transport ist die **Exozytose,** durch die Stoffe, die in der Zelle produziert wurden und an anderen Stellen im Körper gebraucht werden, ausgeschleust werden. In Ihrer Firma wäre das der Export von fertigen Produkten oder Produkten, die in anderen Fabriken noch weiterverarbeitet werden.

Sie merken sich also, dass bei dem Zelltransport zwischen Endozytose, Transzytose und Exozytose unterschieden werden kann, wobei die Endozytose noch in eine Pinozytose und Phagozytose unterteilt werden kann. Es ist also doch alles nicht so kompliziert, wie es auf den ersten Blick scheint. Aber was hat dieser ganze Transport mit den vielen Recyclinghöfen zu tun, von denen Sie vorhin gehört haben? Die Antwort auf diese berechtigte Frage können Sie in den nächsten sehr interessanten und überraschenden Kapiteln finden.

Recycling in Mini

DAS STREBEN NACH UNABHÄNGIGKEIT

Als Kind und auch jetzt als Erwachsener haben Sie sich bestimmt oft gedacht, dass Sie alle Ihre Aufgaben allein bewältigen und am besten alles perfekt und ohne Hilfe schaffen wollen. Sie wollten eigenständig sein und Ihrem Umfeld beweisen, dass Sie stark genug sind und all die Hürden auch allein auf sich nehmen können. Und ganz ehrlich, es hat auch viele Vorteile, wenn Sie die Dinge allein meistern und nicht abhängig von anderen und auf Hilfe angewiesen sind. Und genau nach dieser Unabhängigkeit streben auch Ihre Zellen. Die Abhängigkeit von anderen macht die Zellen verletzlich und instabil, denn sobald eine wichtige Quelle wegfällt, funktioniert der ganze Organismus nicht mehr. Noch dazu passiert, genau wie bei Ihrer Fabrik, dieser ganze Transport, über den Sie vorhin schon so viel erfahren haben, nicht ohne Verluste. Auf den Transportwegen können Ladungen nicht nur beschädigt werden, es ist zeitaufwendig und kostet Rohstoffe und Energie. Die Produkte müssen entsprechend verpackt werden, sie müssen transportiert werden und wäre es nicht viel schöner, wenn alles in der Zelle stattfinden kann und die Zellen – so wie Sie es sich auch gewünscht haben – unabhängig sind?

Und genau dafür hat die Natur auch gesorgt und den Wunsch der Zellen erfüllt, indem sie jeder Zelle ein eigenes Recyclingsystem gegeben hat, damit sie nicht mehr benötigte Produkte wieder nutzen kann und somit ein Kreislauf entsteht, in welchem andere Zellen und deren Produkte erst einmal gar keine Rolle spielen.

AUTOPHAGIE – DIE SELBSTZERSETZUNG

Für die Entdeckung des Prozesses der Autophagie, der sich, übersetzt mit Selbstzersetzung, doch sehr abschreckend anhört, hat der japanische Wissenschaftler Yoshinori Ösumi sogar einen Nobelpreis erhalten. Nur wenige Wissenschaftler haben sich, als er in den frühen 1990ern mit seiner Forschung angefangen hat, mit diesem Thema beschäftigt und so hatte Yoshinori Ösumi freie Bahn, um all das in Erfahrung zu bringen, was Sie jetzt in den nächsten Minuten herausfinden werden.

Hinter dem wenig verständlichen Wort Autophagie versteckt sich ein intrazellulärer Prozess, durch den zelleigene Produkte, die entweder einen Fehler haben oder nicht mehr gebraucht werden, abgebaut werden. Dadurch ist es für die Zelle möglich, alle Ressourcen optimal zu nutzen und nichts zu verschwenden, denn das können sich die Zellen keinesfalls leisten. Durch einen hochkomplexen Ablauf werden diese Abfallprodukte in sogenannte Autophagosomen verpackt, die anschließend mit Lysosomen verschmelzen und zu Autolysosomen werden.

Aber bevor das zu weit in die Tiefe geht, können Sie sich als wichtigsten Punkt merken, dass Autolysosomen den Abbau alter und die Produktion neuer Zellprodukte im Gleichgewicht halten. Dadurch können sich die Zellen selbst immer wieder verjüngen, indem sie alte und abgenutzte Bestandteile einfach in die Einzelteile zersetzen und anschließend wieder neu zusammenbauen. Wäre es nicht gut, wenn der Mensch auch zu so etwas fähig wäre? Keine nervigen Falten mit dem Alter, keine Schmerzen in Gelenken, keine anderen Alterserkrankungen, sondern eine ewige Jugend. Davon haben Sie doch sicherlich auch das eine oder andere Mal schon geträumt. Und Sie werden sehen, zwar ermöglicht Ihnen eine aktivere Autophagie keine ewige Jugend, aber dafür bringt es viele andere Vorteile mit sich, wenn Sie Ihr körpereigenes Recyclingsystem unterstützen und weiter aktivieren.

Die Autophagie ist in den Zellen im Normalzustand immer aktiv und läuft im Hintergrund ab. Kommt es nun aber zu Extremsituationen, wie zum Beispiel zu einer extremen Zellschädigung, so kann die Zelle sogar eine Apoptose oder einen autophagosomalen Zelltod einleiten. Sie zerstört sich dadurch also selbst und gibt ihre Ressourcen an die umliegenden Zellen ab. Und was sich zuerst nach einem ziemlich radikalen Selbstmordprogramm anhört, ist eigentlich eine geniale Erfindung, um das Überleben eines gesamten Organismus zu sichern. Und dadurch profitiert sogar noch Ihr Immunsystem, denn durch die Autophagie können auch Krankheitserreger wie Viren und Bakterien unschädlich gemacht werden. Zellen können so nämlich verhindern, dass sich eingedrungen Viren oder Bakterien weiterverbreiten.

Doch leider stößt auch die Autophagie irgendwann an ihre Grenzen und kann von den Zellen nicht mehr so genutzt werden, wie sie es gern machen würden. Mit dem Alter nimmt dieser Prozess immer weiter ab und dadurch sammelt sich intrazellulärer Müll in den Zellen an, der nicht mehr oder nur langsam recycelt werden kann. Wird die Autophagie gehemmt, kommt es anschließend zu einem zellulären Desaster, denn viele Krankheiten beruhen auf einer verminderten Fähigkeit zur Autophagie, denn so entstehen Krankheiten wie Diabetes, Alzheimer oder Parkinson und auch Tumore und Infektionserkrankungen haben durch so einen Ausfall ein leichtes Spiel.

Dabei lässt sich ein Kreislauf beobachten, den Sie vielleicht auch aus Ihrer eigenen Wohnung kennen. Kaum lassen Sie mal eine Sache liegen und verdrängen Aufräumen und Putzen für ein paar Tage, schon finden

Sie sich eine Woche später in einer Wohnung wieder, in der in jeder Ecke Zeug herumliegt und die Unordnung förmlich anzieht. Genauso – oder zumindest fast – ist es auch in Ihren Zellen. Sobald sich die ersten Abfallprodukte ansammeln, die nicht mehr so schnell abgebaut werden können, gerät das ganze Gleichgewicht aus den Fugen und immer mehr Müll sammelt sich in den Zellen an und immer weniger kann abgebaut werden.

Aber Sie können sich durchaus glücklich schätzen, denn auch durch die in Gang gesetzten Forschungen von Yoshinori Ōsumi wurde ein kleiner Kreislauf ins Rollen gebracht, der immer größer zu werden scheint: die Suche nach Möglichkeiten, die Autophagie bis ins Alter auf einem hohen Niveau zu halten. Aber bevor Sie sich voller Tatendrang und mit der Hoffnung, den Alterungsprozess Ihrer Zellen möglichst in die Länge zu ziehen, darauf stürzen, die bereits erforschten Möglichkeiten in Ihren Alltag einzubauen, erfahren Sie im nächsten Kapitel erst einmal noch mehr über die Chance, durch diese Entdeckung bedeutende medizinische Fortschritte in der Behandlung von einigen Krankheiten zu machen.

Der große Wunsch nach Heilung

DEMENZ

Demenz ist eine Erkrankung, die vor allem bei älteren Menschen auftritt und sich durch Vergesslichkeit, Orientierungslosigkeit und Schwierigkeiten beim Erledigen von alltäglichen Aufgaben zeigt. Nach langen Forschungen fanden Wissenschaftler und Mediziner heraus, dass die Krankheit häufig durch eine Unterversorgung des Gehirns entsteht, die durch eine Durchblutungsstörung hervorgerufen wird. Dabei verkleben toxische Proteine und führen zu einer Verengung der Gefäße, wodurch nur ein Teil der nötigen Nährstoffe im Gehirn ankommt. Aber zusammen mit der Erforschung der Autophagie wurde vielleicht auch ein Weg gefunden, wie der Ausbruch einer Demenzerkrankung verhindert werden kann, denn dieses Recyclingsystem kann den Gehirnzellen bei der Reinigung helfen und die toxischen Proteine zerstören. Es kommt also gar nicht erst zu einer Verklebung und somit ist zumindest diese Ursache für eine Erkrankung aus dem Weg geräumt. Kurbeln Sie nun den Stoffwechsel und die Autophagie Ihrer Zellen an, so können Sie schon frühzeitig versuchen, eine Demenzerkrankung zu verhindern.

Leider steht die Forschung in diesem Bereich erst in den Startlöchern und viel liegt noch im Ungewissen. Wissenschaftler sind sich aber schon jetzt einig, dass eine erhöhte Autophagie zu einem geringeren Risiko führt, an Demenz zu erkranken, und auch bei einer bereits vorliegenden Erkrankung als Therapie genutzt werden kann, um das Fortschreiten zu verlangsamen.

KREBS

Schon seit der Entdeckung und dem Verstehen der Autophagie sind sich Krebsforscher sicher, dass diese Zelleigenschaft von enormer Bedeutung ist, wenn es um das Verständnis von Tumoren geht, denn um Krebs und Tumore zu heilen, ist es erst einmal nötig, den

Prozess der Entstehung zu verstehen, der allerdings lange unverstanden blieb und auch heute noch nicht vollständig aufgeklärt ist. Dank eines Laborexperiments an Mäusen, deren Zellen nicht zu einer normal ausgeprägten Autophagie fähig waren, fanden Mediziner und Wissenschaftler jedoch bereits heraus, dass das Fehlen dieser Fähigkeit tatsächlich dazu führt, dass Tumore viel öfter und spontaner auftreten.

Aber leider ist es nicht ganz so einfach, denn das Problem dabei ist, dass dysfunktionale Autophagie auch zu Krebs beitragen und Tumore beim Wachsen unterstützen kann. Unter einer dysfunktionalen Autophagie versteht man dabei, dass die ursprüngliche Funktion, Zellen zu reinigen und Abfallstoffe zu recyceln, umgewandelt wurde. Die betroffenen Krebszellen haben sich dabei auf den Chefsessel gesetzt und geben den Lysosomen, die zuständig für die Autophagie sind, Signale, was sie machen sollen. Dadurch ist es möglich, dass die Krebszellen aus den recycelten Stoffen Produkte herstellen, die ihnen selbst von Nutzen sind und zu ihrer Vermehrung beitragen. Sie können dadurch sogar gegen eine Chemotherapie ankämpfen, indem sie das dabei in die Zellen eingeführte Gift abbauen und dadurch neue Rohstoffe bilden. Das alles brachte die Mediziner erst einmal in eine sehr schwierige Lage und sie mussten sich überlegen, ob eine Förderung der Autophagie nun sinnvoll ist oder nicht.

In mehreren Studien wurde anschließend untersucht, wie sich bestimmte Faktoren, die die Autophagie ankurbeln, auf eine Krebstherapie oder den Krankheitsverlauf auswirken. Ein Team von Wissenschaftlern fand dabei heraus, dass Stoffe, die in grünem Tee enthalten sind, nachweislich eine Autophagie unterstützen, die zum Absterben von Tumorzellen führt. Andere Forscher untersuchten die Wirksamkeit von Fasten auf Tumore und entdeckten, dass Intervallfasten eine Chemotherapie tatsächlich auch unterstützen kann und helfen kann, noch gesunde Zellen zu schützen, denn durch das Recycling von Abfallprodukten können sich gesunde Zellen von ihrem Müll befreien und daraus wieder neue Energie gewinnen, die ihnen hilft, gegen die Tumorzellen vorzugehen. Außerdem scheinen die Zellen die Chemotherapie besser zu vertragen, wenn Patienten einige Stunden vor der Behandlung das Essen eingestellt haben und erst einige Stunden danach wieder Nahrung zu sich genommen haben.

Autophagie kann also nicht nur helfen, Krebs vorzubeugen, sondern dadurch ist es Medizinern sogar möglich,   neue   Behandlungsmöglichkeiten auszuprobieren, die vielleicht auch das Voranschreiten eines nicht operierbaren, aggressiven Tumors verhindern könnten.

ALTERN

Sicherlich denkt keiner von Ihnen gern daran, wie er in zwanzig oder dreißig Jahren aussieht und was der Alterungsprozess bis dahin mit Ihnen gemacht hat. Das ist auch verständlich, denn keiner stellt sich gern vor, wie er mit lauter Falten, Arthrose und allen möglichen anderen altersbedingten Erkrankungen leben wird. Aber auch hier hat der japanische Wissenschaftler Yoshinori Ōsumi es Ihnen wieder möglich gemacht, durch die Entdeckung der Autophagie diesem Prozess ein wenig zu entgehen. Kurbeln Sie nämlich Ihren Autophagie-Stoffwechsel an, so können Ihre Zellen schneller Abfallprodukte abbauen und aus den recycelten Rohstoffen neue Zellorganellen bauen.

Nachdem Wissenschaftler nun herausgefunden haben, dass der Prozess der Autophagie in den Zellen mit dem Alter abnimmt, können Sie umgekehrt schlussfolgern, dass Sie Ihre voranschreitende Alterung verzögern können, indem Sie Ihre Zellen zusätzlich zur Autophagie anregen und dafür sorgen, dass die

Abfallprodukte weiterhin schnell abgebaut werden können. Sie können dadurch also nicht nur Demenz oder Krebs vorbeugen, sondern Sie können Ihr Leben womöglich um ein paar Jahre verlängern.

DIABETES

Sicherlich haben Sie schon von vielen Risiken für Diabetes gehört und wissen vielleicht auch, dass bei dieser Erkrankung die Bauchspeicheldrüse nicht ausreichend Insulin produziert und es infolgedessen zu einem erhöhten Blutzuckerspiegel kommt. Betroffene Patienten müssen daher regelmäßig ihren Blutzuckerwert messen und Insulin spritzen, wenn dieser Wert zu hoch ist.

Aber um vor allem dem Typ-2-Diabetes entgegenzuwirken, ist auch hier die Autophagie wieder von besonderer Bedeutung. Durch mehrere Forschungen fanden Wissenschaftler heraus, dass die Autophagie die Beta-Zellen in der Bauchspeicheldrüse schützt, die für die Insulinproduktion zuständig sind. Fehlt die Autophagie jedoch oder funktioniert nicht mehr vollständig, so können diese Beta-Zellen beschädigt werden und die Insulinproduktion sogar einstellen und dadurch Diabetes verursachen. Sie können also durch eine Aktivierung des Zellstoffwechsels sowohl präventiv gegen Diabetes vorgehen als auch Diabetes von Typ 2 selbst rückgängig machen, was allein durch Diäten, wie sie bei Diabeteserkrankungen oft empfohlen werden, nicht möglich wäre.

GEHIRN

Eine für Wissenschaftler etwas überraschende Wirkung zeigt Autophagie oder vielmehr der Wegfall der Autophagie im Gehirn. Forscher von der Charité und vom Leibniz-Forschungsinstitut für Molekulare Pharmakologie (FMP) untersuchten die Autophagie intensiv und sind dabei zu dem Ergebnis gekommen, dass in den Zellen, in denen durch einen genetischen Trick die Autophagie und somit der Recyclingprozess abgestellt wurde, nicht wie erwartet mehr unbrauchbarer Zellmüll und Proteine zu finden sind, sondern eine erhöhte Menge von Endoplasmatischem Retikulum. Dies ist, neben der Funktion als Zellpost, wie Sie es vorhin kennengelernt haben, zusätzlich auch für den Kalziumspeicher in den Zellen zuständig. Mehr Endoplasmatisches Retikulum führt folglich zu mehr Kalzium in den Zellen und das wiederum führt dazu, dass mehr Neurotransmitter freigesetzt werden und die Nervenzellen einer enormen Überregung ausgesetzt sind.

Da die Autophagie eine zentrale Rolle bei der Erhaltung der Zellen spielt und dadurch beschädigte, falsche oder fremde Moleküle rasch abgebaut werden können, ist sie vor allem im Gehirn und für Nervenzellen von großer Bedeutung. Nervenzellen können nicht, wie viele andere Körperzellen, vollständig erneuert werden. Sie begleiten Sie Ihr ganzes Leben und wenn ein Nerv reißt, so kann dieser nur operativ wieder repariert werden. Dadurch wird deutlich, wie wichtig es ist, dass Nervenzellen erhalten bleiben und nicht durch falsche oder beschädigte Organellen vernichtet werden. Außerdem verhindert die Autophagie auch, dass sich in den Nervenzellen zu viele Eiweiße ansammeln und es zu einer Verklumpung kommt, wie es bei neurodegenerativen Erkrankungen der Fall ist. Wissenschaftler vermuten nun aber, dass diese schützende Wirkung womöglich ganz andere Ursachen hat. Am FMP machten sie nämlich durch eine Forschung an jungen und gesunden Mäusen eine erstaunliche Entdeckung:

Um die Wirkung der Autophagie zu erforschen, schalteten die Wissenschaftler mittels eines genetischen Tricks die Autophagie in den Nervenzellen des Gehirns aus und untersuchten anschließend detailliert den Proteingehalt dieser Zellen. Dabei merkten sie, dass Proteine, von denen sie sich eigentlich sicher waren, dass sie durch Autophagie abgebaut werden, gar nicht in den Zellen angereichert sind, wie es sonst zu erwarten gewesen wäre. Stattdessen haben sie in den veränderten Zellen jedoch etwas gefunden, was für sie fast noch überraschender war, denn sie fanden eine erhöhte Menge an Endoplasmatischem Retikulum, welches in allen Zellen als Kalziumspeicher dient und in Nervenzellen darüber die Erregungsweiterleitung reguliert. Doch genau dieser wichtige Kalziumspeicher hat in den veränderten Zellen Schaden genommen und die Forscher konnten nachweisen, dass die Kalziumpufferfunktion des Endoplasmatischen Retikulums nicht mehr richtig funktioniert. Es war also nicht mehr vollständig in der Lage, freies Kalzium aufzunehmen und somit blieb in der Nervenzelle mehr freies Kalzium zurück.

Dies wiederum führt dann zu einer Hyperaktivität der Zellen, Neurotransmitter werden ununterbrochen ausgesendet und sie sind eigentlich dauerhaft in einem angeregten Zustand. Hätte die Autophagie in diesen Zellen noch funktioniert, so wäre das beschädigte Endoplasmatische Retikulum vermutlich schnell erneuert worden und die Zellen hätten keinen Schaden genommen. Bei einem derartigen Funktionsausfall kommt es jedoch dazu, dass das nicht mehr richtig funktionierende Endoplasmatische Retikulum bleibt und die Zelle mit Transmittern überschüttet.

Bisher sind Forscher davon ausgegangen, dass weniger Autophagie auch bedeutet, dass durch den zurückbleibenden Zellmüll und durch geschädigte Organellen weniger Transmitter frei werden und wurden daher von dem Ergebnis der Studie völlig überrascht. Nun wissen sie aber, dass bei mangelnder Autophagie viel mehr Neurotransmitter vorhanden sind und die Zellen dadurch weniger verformbar sind und zusätzlich an einer Überregung zugrunde gehen. Dies könnte in betroffenen Bereichen des Gehirns zu einer vermehrten Absterberate der Zellen und womöglich auch zu einem Funktionsausfall führen.

Über die genauen medizinischen Folgen wissen Wissenschaftler bis jetzt noch nicht so viel und auch über die Mitwirkung an Erkrankungen wie Alzheimer oder Demenz lässt sich bisher noch nicht viel sagen. Aber das Interesse der Forscher und Mediziner wurde durch diese neue Entdeckung geweckt und sie sind sich sicher, dass diese in Zukunft noch große Auswirkungen auf die Behandlung von degenerativen Erkrankungen des Nervensystems haben wird.

MUSKELSCHWUND UND OSTEOPOROSE

Als letzten Punkt zur medizinischen Anwendung von Autophagie lesen Sie hier noch etwas über Muskelschwund und Osteoporose, die vor allem im Alter auftreten, aber auch schon in jungen Jahren durch eine Erkrankung ausgelöst werden können. Nun machten Forscher aber die Entdeckung, dass bei dem Fortschreiten und der Behandlung beider Erkrankungen Autophagie eine wichtige Rolle spielt, denn als körpereigene Recyclingmöglichkeit werden dadurch alte oder unbrauchbare Produkte abgebaut und auch ganze Zellen können dadurch zersetzt werden. Aus den dabei entstehenden Stoffen können dann neue Zellen und Zellbestandteile hergestellt werden und eine defekte oder infizierte Zelle kann keine weiteren Zellen anstecken.

Somit bleibt mehr gesunde Muskel- und Knochenmasse erhalten und die Osteoporose und der Muskelschwund können verzögert oder sogar ganz aufgehalten werden. Hier ist jedoch auch wichtig zu erwähnen, dass das Fasten und das Kaloriendefizit, welches zu einer Aktivierung der Autophagie führt, auch dazu führen kann, dass dem Körper wichtige Nährstoffe wie

Proteine, Eiweiße und Kalzium fehlen und beide Problematiken dadurch verschlimmert werden. Achten Sie also beim Fasten und bei einem Kaloriendefizit unbedingt darauf, dass Sie Ihrem Körper trotzdem ausreichend Nährstoffe liefern und keine wichtigen Grundnahrungsmittel vollständig aus Ihrer Ernährung streichen.

Do it yourself

WIE SIE IHRE AUTOPHAGIE ANKURBELN

Aber nun kommen Sie nach diesen ganzen spannenden Informationen zu dem Teil, indem Sie selbst aktiv werden können. Wollen Sie Ihre Zellen unterstützen, Ihren Alterungsprozess verlangsamen und etwas für Ihre Gesundheit tun? Dann sollten Sie jetzt aufmerksam lesen und sich die Tipps genau merken. Und keine Angst, es ist keine große Kunst, die Zellen bei der Autophagie zu unterstützen, und es gibt eigentlich nur Punkte, die dafürsprechen, das Ganze einmal auszuprobieren.

Zuerst noch einmal eine kurze Wiederholung, wann die Autophagie besonders aktiv ist: In allen Ihren Zellen finden zu jeden Zeitpunkt autophagische

Prozesse statt. Im Alltag ist deren Aktivität eher gering und eher zu vernachlässigen. Die Zellen machen nur das Nötige und sind eher dazu bereit, auch mal neue Ressourcen aus der Umgebung aufzunehmen.

Doch bestimmte Faktoren können die Autophagie um einiges stagnieren. Dazu zählt neben den Stresssituationen und irreparablen Zellschädigungen, die zum Zelltod führen, auch der Nährstoffmangel. Vor allem, wenn Aminosäuren fehlen, beginnt die Zelle, vermehrt eigene Abfallprodukte zu recyceln und nicht benötigte Organellen neu zu verwehrten. Sind in der Umgebung jedoch genug Aminosäuren und andere Nährstoffe vorhanden, so muss die Zelle nicht unbedingt auf ihre eigenen Reserven zurückgreifen und kann auch neue Stoffe aus dem Umfeld aufnehmen. Und genau an diesem Punkt können Sie selbst aktiv werden und Ihre Zellen bei der Autophagie von Abfallprodukten unterstützen. Aber gleich vorweg: Sie müssen jetzt nicht das Essen einstellen und tagelang hungern, um einen Effekt zu erzielen. Lesen Sie erst einmal weiter und erfahren Sie, mit welchen kleinen Umstellungen Sie schon heute etwas ändern können.

DAS FASTEN

Sicherlich haben Sie schon einmal etwas vom berühmt-berüchtigten Intervallfasten gehört und vielleicht haben Sie es sogar selbst schon einmal ausprobiert. Falls dies jedoch nicht der Fall sein sollte, gibt es hier noch einmal eine kurze Erklärung: Beim Intervallfasten geht es, wie der Name schon verrät, darum, einen bestimmten Zeitraum zu fasten und in der restlichen Zeit Nahrung zu sich zu nehmen. Die bekannteste Variante davon ist wahrscheinlich die 16/8-Methode, bei der Sie 16 Stunden am Tag fasten und acht Stunden essen. Dabei ist es jedoch wichtig zu erwähnen, dass Sie natürlich nicht die ganzen acht Stunden essen sollten, sondern Ihre Mahlzeiten auf diesen Zeitraum verteilen. Somit essen Sie nämlich oft automatisch weniger und außerdem hat der Körper in den anschließenden 16 Stunden genug Zeit, um die aufgenommene Nahrung ausreichend zu verdauen und möglichst viele Nährstoffe aufzunehmen.

Zusätzlich dazu kommt hier – sozusagen als Bonus – noch dazu, dass Sie körpereigene Abfallprodukte verwerten können, weil Ihr Körper auch in den 16 Stunden Fasten weiterhin Nährstoffe braucht, die er durch die nicht vorhandene Nahrung dann aus eigenen, ungebrauchten Produkten herstellen kann und damit in den Zellen aufräumt und den Müll verwertet.

Verzichten Sie eine längere Zeit auf Nahrung, dann bleibt infolgedessen der Insulinspiegel auf einem konstanten niedrigen Niveau und Ihr Körper bekommt das Signal, dass von außen nicht ausreichend Energie aufgenommen wurde. Dadurch muss Ihr Körper über andere Wege an die benötigte Energie kommen und beginnt damit, auf die eigenen Energiereserven zurückzugreifen. Nachdem die Energiekapazitäten der Fettzellen erschöpft sind, sucht Ihr Körper nach weiteren Energielieferanten und beginnt, schadhafte und alte Zellstrukturen zu zersetzen, womit Sie wieder bei der Autophagie angekommen wären. Umgekehrt können Sie auch sagen, dass bei häufiger und übermäßiger Nahrungszufuhr dieser Prozess gehemmt wird und genau das Gegenteil passiert, denn Ihr Körper nimmt dadurch so viel Energie auf, dass er gar nicht so recht weiß, was er damit anfangen soll, und beginnt daher, Fettreserven anzulegen, um für schlechtere Zeiten vorzusorgen.

Zusammenfassend können Sie also sagen, dass Fasten und eine Kalorienreduktion dazu führen, dass Sie Ihren Zellstoffwechsel ankurbeln und die Zellen durch Autophagie den Zellmüll recyceln. Ganz wichtig ist hierbei aber noch, dass Sie auf keinen Fall zu viel fasten sollten oder ein enormes Kaloriendefizit aufbauen, denn der Körper ist auf die Nährstoffe und Energie von außen angewiesen und viele Produkte kann der Körper gar nicht eigenständig herstellen. Und sicherlich wollen Sie auch nicht, dass die Autophagie Ihre Zellen irgendwann zu kleinen Fresszellen macht, die sich gierig auf alles stürzen, was ihnen in die Quere kommt. Zwar unterstützt eine angeregte Autophagie Ihr Immunsystem, jedoch kann Ihr Immunsystem auch sehr darunter leiden, wenn wichtige Vitamine und Nährstoffe fehlen, die Sie nur über die Nahrung erhalten.

SPORT

Eine weitere Möglichkeit, um Ihren eigenen Recyclingprozess in den Zellen zu unterstützen ist – wie könnte es anders sein – der Sport. Wenn Sie einige Jahrtausende zurückblicken und sich überlegen, wie die Menschen in der Steinzeit gelebt haben, fällt Ihnen vielleicht auf, dass es dort noch keine Fitnessstudios, Sportvereine oder Ähnliches gab und Sport nicht unbedingt als Hobby zählte, sondern viel mehr der

Schlüssel zum Überleben war. Wer nicht schnell laufen konnte oder einem Angreifer genug Kraft entgegenbrachte, zog damals oft den Kürzeren und verlor zum Beispiel das Rennen gegen einen Säbelzahntiger oder den Kampf um das Essen. Für den Körper waren Sport und körperliche Anstrengung also viel mehr eine Stresssituation und der Körper schickte Signale an die Zellen, um zusätzliche Energie aus dem Fettspeicher zu mobilisieren. Infolgedessen wurden auch die Zellen dazu gebracht, vermehrt auf ihre eigenen Abfallprodukte zurückzugreifen und dadurch Energie und Nährstoffe zu gewinnen.

Jetzt müssen Sie aber natürlich nicht erst in eine ähnliche Situation kommen und vor einem Bären oder Tigern wegrennen, damit Sie einen gleichen Effekt erzielen. Wie eine Studie an Mäusen zeigte, reicht regelmäßiger Ausdauersport, um die Autophagie aktiv zu halten. Bei dieser Studie wurden zwei Gruppen von Mäusen über einen Zeitraum von 13 Wochen mit hochkalorischem, fettreichem Futter gefüttert. Die erste Gruppe durfte in der Zeit faul bleiben und bewegte sich kaum, während die zweite Gruppe regelmäßig auf ein Laufband geschickt und zur Bewegung gebracht wurde. Im Anschluss an den Zeitraum wurden die Mäuse untersucht und die Forscher stellten fest, dass die Mäuse aus Gruppe eins deutlich an Gewicht zugenommen und sich auch die Blutwerte verschlechtert haben. Bei Gruppe zwei jedoch haben sich weder das Gewicht noch die Blutwerte negativ verändert und die Autophagie war nach wie vor auf einem hohen Level. Wenn Sie also das nächste Mal überlegen, ob Sie zum Sport gehen oder nicht, dann denken Sie doch kurz daran, dass dabei nicht nur Glückshormone freigesetzt werden und Sie sich danach fitter und besser fühlen, sondern auch daran, dass Sie so dem Alterungsprozess ein kleines Stück vorauslaufen können und Ihre Zellen sich von all dem Ballast erleichtern können.

SIRTFOOD

Bei diesem Punkt fragen Sie sich wahrscheinlich gleich, was das sein soll und wie das etwas sein kann, was Sie aktiv in Ihren Alltag einbauen. Aber hinter diesem komplexen Begriff versteckt sich eigentlich etwas ganz Einfaches: Sirtfood sind nämlich bestimmte Lebensmittel, die dank bestimmter Inhaltsstoffe Ihren Stoffwechsel- und Alterungsprozess beeinflussen können. Bevor Sie jetzt aber denken, dass Sie Ihre komplette Ernährung dafür umstellen müssen und Sirtfood nur aus Gemüse besteht, kommt hier gleich eine Liste von ein paar Lebensmitteln, die zum Sirtfood zählen: Neben einigen Obst- und Gemüsesorten wie Erdbeeren, Chilis, Zwiebeln, Grünkohl und Blaubeeren gehören auch Walnüsse, Buchweizen, Schokolade mit mindestens 80 % Kakaoanteil und sogar Kaffee und Rotwein dazu. Sie müssen also gar nicht so viel an Ihrer Ernährung ändern und können das nächste Glas Rotwein oder Stück Schokolade noch mehr genießen, wenn Sie daran denken, dass Sie Ihrem Körper damit sogar etwas Gutes tun. Aber Achtung! Zu viel Rotwein oder Schokolade wirken eher hinderlich und senken die Aktivität Ihrer Zellen.

Diese Lebensmittel enthalten alle Sirtuin-Aktivatoren, die Ihren Stoffwechsel ankurbeln können und zusammen mit einem Kaloriendefizit optimal dazu beitragen, dass Ihre Autophagen aktiviert werden. Aber auch hier wieder der Hinweis, dass viel nicht immer viel hilft. Übertreiben Sie es nicht und ändern Sie vor allem nicht zu viel auf einmal. Für Ihren Körper wird das alles vermutlich eine große Umstellung sein und er sollte die Möglichkeit haben, sich mit der Zeit an all die Schritte zu gewöhnen. So erzielen Sie nämlich ein optimales Ergebnis und halten auch lange durch. Wenn Sie von heute auf morgen alles ändern, so haben Sie wahrscheinlich schon nach wenigen Wochen keine

Kraft mehr und brechen den Versuch wieder ab. Orientieren Sie sich doch einmal an dem Wochenplan, den Sie im weiteren Verlauf finden, und überlegen Sie sich, wie er sich in Ihren Alltag übertragen lässt.

LEBENSMITTEL

Neben dem Sirtfood gibt es auch noch weitere Lebensmittel, die Ihren Stoffwechsel unterstützen können und die Sie ohne Probleme in Ihren Alltag einbauen können, denn auch Nüsse, Pilze, Äpfel, Birnen und schwarzer Kaffee regen die Autophagie an. Jedoch müssen Sie beim Kaffee darauf achten, dass dies nur für schwarzen Kaffee gilt. Milch enthält nämlich Eiweiß und dieser Nährstoff hemmt die Recyclingaktivität der Zellen.

Hier noch einmal ein paar Lebensmittel im Fokus:

Bei **Kaffee** ist es nicht unbedingt das Koffein, dass die Autophagie in Zellen anregt, sondern Forscher vermuten eher, dass es bestimmte Antioxidantien sind, die diesen Vorteil schaffen. Um die aktivierende Wirkung zu erhalten, ist es auch nicht nötig, dass Sie fasten, sondern Sie können im normalen Alltag, wenn Sie nicht gleich mit dem Fasten einsteigen wollen, auch erst einmal immer wieder eine Tasse Kaffee einbauen. Und bevor Sie dann vor lauter Koffein nicht mehr schlafen können, können Sie auch den entkoffeinierten Kaffee trinken, denn wie Sie gerade gelesen haben, liegt die aktivierende Wirkung nicht am Koffein, sondern viel mehr an bestimmten Antioxidantien.

Auch **Olivenöl** zeigt eine aktivierende Wirkung des Stoffwechsels und hat ein nachgewiesenes Anti-krebs-Potenzial, was sich vermutlich auf dessen wichtigstes Antioxidans Oleuropein zurückführen lässt. Ein überraschender Beweis für diese Wirkung ist ein süd-italienisches Dorf, in dem mehr als 300 Menschen über 100 Jahre alt geworden sind und viele Ältere kaum Er-krankungen wie Demenz oder Schlaganfälle zeigten. Bauen Sie doch auch ein bisschen mehr mediterrane Küche in Ihre Ernährung ein und unterstützen Sie Ihre Zellen mit einem Schuss Olivenöl.

Kurkuma ist inzwischen auch in der europäi-schen Küche angekommen und neben seiner knallig gelben Farbe enthält Kurkuma auch noch Curcumin, einen wichtigen Stoff, um Ihre Zellen zu aktivieren. Kombinieren Sie beim Kochen Kurkuma mit schwar-zem Pfeffer, so erhalten Sie eine noch bessere Wirkung und können sogar 20-mal so viel Curcumin aufneh-men. Also was spricht da noch gegen ein gut gewürztes

Curry mit einer Note schwarzem Pfeffer und Kurkuma?

SPERMIDIN

Als letzte Möglichkeit, um Ihre Autophagen zu aktivieren, stoßen Sie hier noch auf das Molekül Spermidin, welches zuerst in menschlichen Samen entdeckt und Jahre darauf auch in allen anderen Körperzellen gefunden wurde. Dieses Molekül hat die Eigenschaft, dass es durch eine Proteinerhöhung in den Zellen den Alterungsprozess verlangsamt. Jedoch nimmt die Konzentration mit zunehmendem Alter immer weiter ab, weshalb man über Lebensmittel, wie Hülsenfrüchte, Pilze, Weizenkeime oder gereiften Käse dem Körper im Alter zusätzliches Spermidin zur Verfügung stellen sollte. Hier wird jedoch allgemein davon abgeraten, auf Nahrungsergänzungsmittel zurückzugreifen, sondern es wird empfohlen, das Spermidin über natürliche Wege aufzunehmen.

Eine Studie, die die Konzentration von Spermidin im Blut, abhängig vom Alter, untersucht hat, hat herausgefunden, dass die Konzentration, die im Alter von 31 bis 56 noch bei einem hohen Wert liegt, im Alter von 60 bis 80 deutlich abnimmt. Bei der

Untersuchungsgruppe mit einem Alter von 90 bis 106 hingegen wurde wieder eine hohe Konzentration ermittelt, die sogar noch den Wert der Probanden zwischen 31 und 51 überschreitet. Die Studie lässt also darauf schließen, dass die wenigen Menschen, die ein solches Alter erreichen, dies im Zusammenhang mit einer hohen Konzentration von Spermidin und einer hohen Aktivität der Autophagie erreichen.

Der Weg zum Ziel

Auf den letzten Seiten haben Sie nun sehr viel über Möglichkeiten erfahren, wie Sie das Recycling in Ihren Zellen aktivieren können und sitzen vermutlich voller Tatendrang auf Ihrer Stuhlkante und sind bereit loszulegen. Aber schalten Sie erst noch einmal einen Gang zurück und überlegen Sie sich, was Sie mitgenommen haben und was Sie in Ihrem Alltag umsetzen können und wollen. Es ergibt keinen Sinn, wenn Sie sich Ihre To-do-Liste gleich bis oben hin vollladen und Ihr Leben komplett auf den Kopf stellen. Gehen Sie lieber Schritt für Schritt an die Sache und arbeiten Sie einen Punkt nach dem anderen durch.

1. PLANEN

Bevor Sie mit der genauen Umsetzung beginnen, machen Sie sich doch mal einen Plan und überlegen Sie, was Sie unbewusst schon jetzt in Ihrem Alltag machen, was die Autophagen aktiviert. Bestimmt finden Sie das eine oder andere Lebensmittel in Ihrer Küche und sicherlich taucht auch der Punkt Sport das eine oder andere Mal in Ihrem Alltag auf. Machen Sie sich anschließend noch einmal bewusst, was für Verbesserungen eine solche Umstellung für Sie bringen kann und wie leicht Sie diese erzielen können. Überlegen Sie sich auch, ob Sie das „Projekt Autophagie" vielleicht mit jemandem zusammen anpacken wollen, damit Sie sich gegenseitig unterstützen können und gemeinsam Sport machen oder kochen können. Zu zweit oder in einer kleinen Gruppe ist so eine Veränderung immer ein bisschen einfacher und so können Sie auch untereinander Erfahrungen austauschen.

Und zum Schluss sollten Sie sich auch überlegen, ob es bei Ihnen gesundheitliche Probleme gibt, die Sie in dem einen oder anderen Punkt beachten sollten. Nicht jeder Körper ist zum Beispiel für das Fasten geeignet und auch auf mögliche Unverträglichkeiten sollten Sie natürlich Rücksicht nehmen.

Haben Sie alle diese Punkte geklärt, so kann es auch schon losgehen und Sie können mit dem ersten Teil loslegen.

2. START

Die ersten paar Wochen sollten Sie nutzen, um sich ein bisschen zu orientieren und herauszufinden, was für Sie und Ihren Alltag passt. Ihnen läuft die Zeit nicht davon und auch in ein paar Wochen können Sie noch richtig damit loslegen, einen Effekt für Ihren Körper zu erzielen. Aber nehmen Sie sich am Anfang lieber etwas mehr Zeit, um einen richtigen Plan zu machen und zu prüfen, was für Sie überhaupt infrage kommt. So läuft es in der aktiven Phase deutlich flüssiger und Sie wissen, auf welche Sachen Sie zurückgreifen können.

In der Anfangszeit können Sie die Sachen, die Sie bereits in Ihrem Alltag unbewusst eingebaut hatten, weiterführen und bewusster in Ihren Tag einplanen. Wenn Sie sich bereit fühlen, können Sie sich auch schon schrittweise an das Intervallfasten herantasten. Wenn Sie in dem Bereich schon Erfahrungen haben, können Sie natürlich auch gleich richtig anfangen, ist das alles jedoch noch neu für Sie, so sollten Sie sich Stück für Stück an größere Intervalle heranwagen. Als

Erstes empfiehlt sich dafür ein 12/12-Intervall, welches Sie dann nach und nach erweitern können. Da Sie nebenbei noch Ihren normalen Alltag zu meistern haben, sollten Sie Ihren Körper nicht zu vielen neuen und anstrengenden Situationen auf einmal aussetzen. Sie haben genug Zeit und es ist auch kein Problem, wenn Sie mal ein paar Wochen nicht so vorankommen, wie Sie es sich wünschen. Am Ende kommt doch immer alles anders als gedacht.

In den ersten Wochen ist es daher auch gut, wenn Sie sich ein bisschen notieren, was Sie verändert haben und wie es sich auf Ihren Tag und Ihr Befinden ausgewirkt hat. Hat sich die Veränderung gut oder schlecht angefühlt? Haben Sie eine Veränderung gespürt? Klappt es auch in Zeiten, in denen Sie mehr Stress haben? Das Wichtigste in dieser Phase ist es, dass Sie nicht übermütig werden, sondern auf Ihren Körper hören, denn der wird Ihnen bestimmt sagen, wie er das alles findet. Merken Sie, dass Ihnen etwas nicht guttut, dann beißen Sie nicht die Zähne zusammen und kämpfen Sie sich durch, sondern ändern Sie Ihren Plan ein bisschen und machen Sie auf einem neuen Weg weiter. Haben Sie mit den Punkten zur Autophagie-Aktivierung davor noch wenig zu tun gehabt, so kann es auch gut sein, wenn Sie sich für den Anfang einen bestimmten Bereich aussuchen und entweder mit dem Fasten, dem Kaloriendefizit, dem Sport oder der Ernährungsumstellung anfangen. Natürlich gehören alle Punkte zusammen, aber genauso, wie zu viele Köche den Brei versalzen, so erzielen Sie auch hier kein langfristiges und gutes Ergebnis, wenn Sie alles auf einmal machen.

3. NICHT AUFGEBEN

Wie bei allen Dingen wird es für Sie auch hier Momente geben, in denen Sie am liebsten alles hinschmeißen und das ganze Projekt abbrechen wollen. Genau in diesen Phasen sollten Sie sich noch einmal genau daran zurückerinnern, warum Sie das Ganze machen. Als kleine Hilfe können Sie sich die Punkte auch aufschreiben und irgendwo in Ihrer Wohnung aufhängen, wo Sie sie immer wieder lesen können. Und Sie sollten auch nicht vergessen, dass jeder mal einen schlechten Tag hat und Sachen nicht so laufen wie gewollt. Wenn Sie so einen Tag haben, ist es nur wichtig, dass Sie in den nächsten Tagen wieder Routine finden. Es ist kein Problem, wenn Sie den Sport mal ausfallen lassen, das Fasten nicht so funktioniert, wie Sie es sich wünschen, oder Sie einen „Cheat Day" haben, es ist sogar gut, wenn Sie sich mal mit einem guten Essen belohnen oder den Plan nicht ganz verfolgen, denn so macht es Ihnen im Anschluss daran wieder mehr Spaß und es fällt Ihnen leichter, dabei zu bleiben.

Es darf nur nicht zur Regel werden, dass Sie Ihren Autophagie-Aktivierungsplan über den Haufen schmeißen und all das Gelernte wieder vergessen. Je besser Sie sich an den Plan halten, desto einfacher ist es nämlich für die Zellen, eine durchgehend hohe Stoffwechselaktivität aufrechtzuerhalten. Wechseln Sie jedoch immer wieder hin und her und haben keine richtige Struktur in allem, so werden auch Ihre Zellen ein bisschen überfordert sein und Sie erzielen nicht das gewünschte Ergebnis. Merken Sie sich also, dass Cheat Days kein Problem sind und dass Sie auch mal Ihren Plan vernachlässigen dürfen. Es ist normal, wenn Sie zwischendurch mal die Lust verlieren und ein bisschen Abwechslung brauchen, aber kommen Sie immer wieder zu Ihrem eigentlichen Ziel zurück und helfen Sie damit Ihren Zellen, sich von all dem Müll zu befreien.

4. UNGEDULD

Bei der ganzen Umstellung, die Sie nun hinter sich haben, erwarten oder hoffen Sie vermutlich, bald eine deutliche Veränderung zu spüren. Doch hier müssen Sie sich noch einmal in Erinnerung rufen, was Ihre Ziele sind. Sie wollen Ihrem Alterungsprozess etwas entgegenwirken, indem Sie Ihre Zellen von unbrauchbaren Produkten befreien und Sie wollen zusätzlich damit Ihr Immunsystem unterstützen und Krankheiten im Alter vorbeugen.

Das sind alles Punkte, die Sie erst mit der Zeit oder gar nicht bewusst wahrnehmen. Sie wissen schließlich nicht, wie es ohne Ihre neue Lebensweise ausgesehen hätte. Vielleicht wären Sie in den letzten Monaten viel öfter krank gewesen, vielleicht würden Sie im Alter Demenz diagnostiziert bekommen oder ein paar Jahre früher sterben. Doch leider können Sie das nicht wissen. Vielleicht wäre es Ihnen auch mit Ihrer alten Lebensweise genauso gut gegangen, wie es Ihnen jetzt geht. Aber wenn Sie in der Erkältungszeit einer der wenigen sind, der nicht krank wird, oder Sie mit 60 immer noch deutlich fitter sind als Ihre Freunde und Kollegen im gleichen Alter, dann können Sie sich sicher sein, dass diese Umstellung dazu beigetragen hat. Und bevor

Sie jetzt enttäuscht sind, dass Sie gar keinen direkten Effekt sehen, lesen Sie erst einmal weiter.

Durch den regelmäßigen Sport werden Sie sich allgemein besser fühlen, Sie sind ausgelassener und leistungsfähiger. Zusätzlich bauen Sie durch den Sport Muskeln auf, verbrennen Fett und außerdem werden Glückshormone freigesetzt und Sie beugen Depressionen vor. Sie ertragen anstrengende Phasen im Job oder im Alltag besser und können besser mit Problemen umgehen. Außerdem werden Sie auch beim Sport von Mal zu Mal besser und können immer mehr leisten. Ist es nicht großartig, wenn Sie sich zum Beispiel beim Joggen immer weiter verbessern und irgendwann Distanzen laufen können, von denen Sie vor einem Jahr noch nicht einmal geträumt haben?

Wenn Sie in Ihren Plan auch zusätzlich ein Kaloriendefizit einbauen, Sie also mehr Kalorien verbrauchen, als Sie zu sich nehmen, so werden Sie überschüssige Pfunde los und Ihr Körper ist allgemein gesünder. Aber achten Sie hier wieder auf das richtige Maß und übertreiben Sie es nicht! Ein zu schneller Gewichtsverlust ist nicht gesund und Sie sollten auch nicht zu viel abnehmen. Wenn Sie schon ein gesundes Gewicht haben, mit dem Sie sich wohlfühlen, dann bleiben Sie lieber auch dabei und streichen Sie diesen Punkt von

Ihrer Liste. Auch zum Muskelaufbau braucht der Körper viel Energie und Nährstoffe, die Sie ihm durch eine mangelnde Ernährung vorenthalten würden. Bekommt Ihr Körper die Nährstoffe nicht von außen, dann beginnt er selbst, wenig genutzte Muskeln abzubauen, und das ist das Gegenteil von dem, was Sie erreichen wollen. Wichtig ist also: Kaloriendefizit ist in Ordnung, wenn Sie damit Ihrer Gesundheit und Ihrem Körper nicht schaden und nicht auf zu viel auf einmal verzichten!

Ein weiterer Punkt, den Sie schnell merken werden, ist, dass Sie ausgeglichener sind und ein allgemein zufriedeneres Leben führen. Sie sind nicht so leicht aus der Ruhe zu bringen und dadurch, dass es Ihrem Körper besser geht, geht es auch Ihnen und Ihrem Geist besser. Wahnsinn, was eine Umstellung so weniger Sachen für positive Auswirkungen haben kann, oder?

5. VORSICHT

Im vergangenen Text sind Sie bereits immer wieder auf kleine Warnhinweise gestoßen, die im Folgenden noch einmal kurz zusammengefasst sind.

Veränderung: Es ist großartig, wenn Sie etwas in Ihrem Leben ändern wollen und mehr für Ihre

Gesundheit machen, aber denken Sie daran, dass Ihr Körper Zeit braucht und sich erst nach und nach an alles gewöhnt. Gehen Sie lieber schrittweise voran und machen Sie nicht alles auf einmal. So können Sie nämlich auch nachverfolgen, wie Ihr Körper auf die einzelnen Schritte reagiert und ob Sie es gut vertragen oder nicht.

Fasten: Bevor Sie damit loslegen, sollten Sie sich unbedingt überlegen, inwieweit das mit Ihrem Alltag und Ihrer Arbeit möglich ist. Haben Sie einen körperlich anstrengenden Beruf und brauchen schon von früh an viel Energie, so ist die 16/8-Methode vielleicht nicht das Richtige für Sie. Zu Beginn können Sie sich auch erst einmal einzelne Tage aussuchen, an denen Sie unterschiedliche Methoden probieren und danach schauen, welche am besten für Sie gepasst hat.

Kaloriendefizit: Vor allem hier ist es wichtig, dass Sie es nicht übertreiben. Ihr Körper braucht den Tag über allein für den normalen Betrieb viel Energie und wenn Sie nun zusätzlich noch mehr Sport machen, dann erhöht sich Ihr Kalorienbedarf weiter. Bevor Sie also anfangen zu verzichten, sollten Sie sich unbedingt im Klaren darüber sein, wie viel Energiezufuhr Sie pro Tag ungefähr brauchen. Haben Sie bereits ein gesundes Gewicht, so reduzieren Sie dieses nicht noch weiter, sondern versuchen Sie eher, mehr Muskeln aufzubauen. Auch dafür braucht der Körper viel Energie und wichtige Nährstoffe wie Proteine, die er über die Nahrung aufnehmen kann. Wenn Sie sich unsicher sind, so fragen Sie doch einmal Ihren Hausarzt, welche Meinung er dazu hat und was er Ihnen empfehlen würde.

Ungeduld: Natürlich wollen Sie für Ihre Umstellung und Ihren Verzicht so bald wie möglich belohnt werden, aber seien Sie nicht zu ungeduldig, sondern achten Sie auf die kleinen positiven Veränderungen. Viele Erfolge werden für Sie leider nicht direkt sichtbar sein und eher unbewusst passieren, aber seien Sie sich sicher: Ihre Entscheidung war die richtige und Sie tun Ihrem Körper und Ihrer Gesundheit damit etwas Gutes und beugen sogar noch Erkrankungen im Alter vor. Geben Sie Ihrem Körper Zeit, ein Samen braucht schließlich auch mehrere Jahre, bis aus ihm ein fruchttragender Baum geworden ist.

6. WORAUF WARTEN SIE NOCH?

Jetzt, da Sie so viel gelernt haben und wissen, wie Sie Ihre Zellen unterstützen können, den Recyclingvorgang länger aufrechtzuerhalten, steht Ihnen auf Ihrem Weg zu mehr Gesundheit und womöglich auch einem längeren Leben nichts mehr im Weg. Sie haben alle nötigen Informationen und müssen diese nur noch in die Tat umsetzen. Fangen Sie doch gleich damit an und suchen Sie nach ein paar geeigneten Rezepten, planen Sie Ihre nächste Sporteinheit oder suchen Sie sich einen Verein in Ihrer Nähe, bei dem Sie ab und zu in einer Gruppe zusammen aktiv werden können.

Schon bald werden Sie merken, dass diese Umstellung gar keine so große Veränderung ist, und Sie werden sie wie automatisch in Ihren Tag einbauen. Nach ein paar Monaten können Sie es sich vielleicht schon gar nicht mehr vorstellen, wie es davor war, und Sie freuen sich, dass Sie dieses Buch entdeckt haben und nicht schon auf der ersten Seite aufgehört haben zu lesen, als die Rede von Biologie, Schule und Zellen war. Machen Sie etwas für Ihre Gesundheit und die von anderen und glänzen Sie doch bei der nächsten Familienfeier oder beim nächsten Treffen mit Freunden mit

Ihrem Wissen und ermutigen Sie Ihr Umfeld, auch mit in den Autophagie-Club zu kommen.

Autophagie vs. Pandemie

Zum Schluss können Sie im letzten Kapitel noch mehr über den Nutzen einer aktiveren Zellautophagie gegen das Coronavirus erfahren, denn auch in der aktuellen Situation, in der die Welt mitten in einer Pandemie steckt, eröffnet die erforschte Bedeutung der Coronaviren auf die Autophagie in den Zellen eine neue Möglichkeit der Therapie. Auf der Suche nach möglichen Medikamenten gegen eine starke Symptomatik einer Infektion untersuchten Forscher aus Berlin und Bonn gemeinsam, welche Wirkung die Viruszellen auf die Körperzellen haben und wie sie den Stoffwechsel der Zellen so umprogrammieren, dass er ihnen helfen kann, sich weiter im Körper zu verbreiten. Durch diese Forschungen entdeckten sie, dass SARS-CoV-2 den Recyclingmechanismus der Zellen verlangsamen oder sogar ganz unterbrechen kann, indem es die Autophagie stört. Wie Sie bereits wissen, ist jedoch genau die Autophagie wichtig, damit die Zellen Abfallprodukte und Zelleindringlinge abbauen und neue Stoffe produzieren können.

In einer Studie machten Wissenschaftler dann auch die entscheidende Entdeckung, dass das Virus sich die Organismen und Zellstrukturen zunutze macht und sogar zusätzlich den Stoffwechsel manipuliert, indem es der Zelle vortäuscht, dass ausreichend Nahrung vorhanden ist. Dadurch ist es für die Zelle nicht notwendig, den Prozess der Autophagie zu starten und so aus eigenen Produkten neue verwendbare Stoffe zu recyceln. Den Coronaviren ist es so möglich, einem autophagischen Abbau zu entgehen und sie können länger im Wirt überleben.

Dank dieser Forschungsergebnisse haben Mediziner und Wissenschaftler womöglich einen neuen Ansatzpunkt für eine Therapie gefunden. Anschließend an die Entdeckungen, die sie über den Zusammenhang von Coronaviren und Autophagie machten, untersuchten sie nun einige Wirkstoffe, die die Auto-phagie nachgewiesen anregen, und hofften auf eine positive Wirkung und eine Eindämmung des Virus.

Und tatsächlich fanden sie dabei vier Stoffe, die sich als wirksam gegen das Coronavirus erwiesen und die alle auch schon auf dem Markt sind und in der Medizin anderweitig eingesetzt werden. Neben Spermin und Spermidin, welches Sie vorhin schon kennengelernt haben, zeigte auch ein Krebsmedikament und sogar das Bandwurmmittel Niclosamid eine durchaus effektive Wirkung. Dabei zeigte das Bandwurmmittel tatsächlich die größte Wirkung und in Zellen konnte die Produktion von neuen Coronaviren um mehr als 99 % gesenkt werden. Für die Mediziner ist diese Entdeckung ein großer Erfolg, denn da Niclosamid bereits zugelassen ist und auch die Nebenwirkungen, mögliche längerfristigen Folgen bereits intensiv untersucht wurden und auch die verträgliche Dosierung bekannt ist, kann dieses Medikament schon sehr bald auch gegen Coronaviren verschrieben werden und dabei helfen, einen schweren Krankheitsverlauf einzudämmen oder sogar zu verhindern.

Im Rahmen einer klinischen Studie untersuchen Wissenschaftler in Berlin nun genauer, inwieweit Niclosamid positive Effekte bei den Patients erzielt. Bis jetzt wurde die Wirksamkeit nur im Labor nachgewiesen und nun geht es darum, ausreichend Freiwillige zu finden, damit auch ein hoffentlich positiver Effekt bei Patienten nachgewiesen werden kann. Eine Phase-2-Studie mit dem Namen NICCAM wird gerade eingeleitet, die untersuchen soll, wie gut oder ob Niclosamid, wenn es zusammen mit dem Medikament Camostat gegeben wird, wirksam gegen Coronaviren ist und – mindestens genauso wichtig – ob die Patienten den Wirkstoff gut vertragen. Bis die Ergebnisse der Studie ausgewertet sind und die Medikamente in dieser Kombination gegen Corona eingesetzt werden können, wird es allerdings leider noch ein bisschen dauern. Aber zum Glück haben auch andere Medikamente eine Wirkung gezeigt.

Im Labor wurde nachgewiesen, dass bei der Gabe von Spermidin die Zellen 85 % weniger Viruspartikel produzieren und bei der Gabe von Spermin waren es mit einer Eindämmung von 90 % sogar noch einmal mehr. Dieses Ergebnis ist wunderbar, denn Spermin und Spermidin sind körpereigene Stoffe, die die Zellen selbst produzieren können und die über bestimmte Nahrungsmittel zusätzlich zugeführt werden können. Das verspricht also eine hohe Verträglichkeit und auch die Zulassung von solchen Medikamenten dürfte deutlich schneller gehen. Allerdings taucht hierbei ein Problem auf, denn im Labor verwendeten die Forscher beide Stoffe in einer Reinsubstanz, die als solche nicht dafür geeignet ist, als Medikament eingenommen zu werden. Allerdings zeigte sich vor allem Spermidin erst bei einer sehr hohen Konzentration wirksam, welche allein durch eine spezielle Diät nicht zu erreichen ist. Es sind also auch bei diesen Wirkstoffen noch viele Fragen unbeantwortet und noch liegt ein langer Weg vor den Wissenschaftlern, bis Spermin und Spermidin tatsächlich als Gegenmittel eingesetzt werden können.

Der letzte genannte Wirkstoff, ein Krebsmedikament, ist bis jetzt sowohl für die Wirkung gegen Krebs als auch für die Wirkung gegen Corona nur im Labor getestet worden. Hier kann somit von Anfang an eine Zulassung in naher Zukunft ausgeschlossen werden. In einer Studie an der Berliner Charité konnten Mediziner aber bereits jetzt nachweisen, dass das Krebsmedikament MK-2206 die Virenproduktion um etwa 90 % senkt und damit auch eine effektive Wirkung gegen dieses Virus zeigt. Nun muss aber noch getestet werden, welche möglichen Nebenwirkungen das Medikament auf die Patienten hat und in welcher Dosis welcher Effekt erzielt werden kann. Es gibt also ein Licht am Ende des Tunnels, aber bis dorthin wird es noch ein langer und anstrengender Weg werden.

Auf den Punkt gebracht

Sie haben nun viel Neues dazu gelernt und das eine oder andere müssen Sie vielleicht auch noch einmal nachlesen. Sie haben gelernt, wie Zellen aufgebaut sind und welche Bestandteile entscheidend für das Überleben der Zellen sind. Außerdem wissen Sie nun, welche medizinischen Möglichkeiten durch die Erforschung der Autophagie entstanden sind und dass der japanische Wissenschaftler Yoshinori Ōsumi für seine Forschungen durchaus zurecht den Nobelpreis bekommen hat. Und das Beste ist, Sie haben sogar gelernt, wie Sie Ihre eigenen Zellen und

Ihr Immunsystem unterstützen können und den Weg zu einem zufriedeneren und gesünderen Leben planen. Sie können nun anfangen, Erkrankungen im Alter vorzubeugen und noch dazu dafür sorgen, dass Sie ein längeres und aktiveres Leben haben. Und all das nur, weil die Zellen gern Ordnung haben und eigenständig sein wollen, weil sie ihren Müll lieber gleich loswerden und dabei nichts verschwenden wollen. Dieser kleine Prozess der Autophagie, der für Sie vermutlich zuerst sehr abstrakt wirkte und auf keinen Fall so ausschlaggebend für Ihre Gesundheit, ist ein wahres Meisterwerk und Dank der Entdeckung wird sich die Medizin in den nächsten Jahren und Jahrzehnten noch deutlich verändern.

Und vielleicht entdeckt auch die weltweite Wirtschaft ein ähnliches Recyclingsystem für sich und fängt mit den unbedingt notwendigen Maßnahmen für ein besseres Klima an. Würden nicht nur die kleinsten Untereinheiten des Menschen – die Zellen – so darauf achten, keine Energie und Rohstoffe zu verschwenden und Fehler möglichst früh zu beheben, damit nicht noch mehr Schaden angerichtet wird, sondern auch der ganze Organismus Mensch, dann gäbe es heutzutage wahrscheinlich keinen Rohstoffmangel, Müllberge, die immer größer werden, oder

Einmalplastiktüten, eingeschweißtes Obst und Gemüse und noch vieles mehr. Die Menschheit steht also nicht nur im Bereich der Medizin und der Behandlung vor einer großen Wende, sondern hoffentlich bald auch im Bereich der Rohstoffnutzung und dem nachhaltigen Verbrauch von Ressourcen.

Vielleicht haben auch Sie Lust, neben Ihrem Körper und Ihren Zellen zusätzlich Ihr Umfeld zu reinigen und nachhaltiger zu gestalten. Nicht nur bei Ihren Zellen braucht es nur wenige kleine Veränderungen, um schon einen deutlichen Effekt zu erzielen, sondern auch bei einer Nachhaltigkeit im Alltag ist das möglich. Wie bei Ihren Zellen kommt es nämlich auch darauf an, dass viele einzelne Einheiten zusammenwirken.

Es bringt nichts, wenn nur eine Zelle aktiver wird, sie muss auch in ihrer Umgebung immer mehr Zellen dazu animieren, aktiver zu werden und ihrem Beispiel zu folgen. So können auch Sie anfangen und zum Beispiel eigene Tüten zum Einkaufen mitnehmen, Obst und Gemüse offen kaufen, mehr mit dem Fahrrad fahren und vieles mehr und Ihre Freunde und Familie dazu animieren, mitzumachen. Dadurch motivieren Sie immer mehr Menschen dazu und erzielen gemeinsam einen großen Effekt, obwohl jeder einzelne nur wenig verändert hat. Machen Sie doch in Ihrer Familie oder

Ihrem Freundeskreis ein kleines Spiel daraus. Wer von Ihnen schafft es, das Auto am meisten stehen zu lassen? Wer kauft beim Einkaufen am wenigsten verpackte Sachen? Wer verwendet Verpackungen – natürlich nur, wenn es möglich ist, – mehrmals? Es gibt so viele Ideen und gemeinsam macht auch das viel mehr Spaß als allein. Nehmen Sie aus diesem Buch nicht nur etwas für sich und Ihre Gesundheit mit, sondern denken Sie auch an Ihre Umwelt und die Generationen, die nach Ihnen noch kommen!

Herstellung und Verlag:

BoD – Books on Demand, Norderstedt

ISBN: 9783754332818

1. Auflage

Kontakt: Psiana eCom UG/ Berumer Str. 44/ 26844 Jemgum

Covergestaltung: Fenna Larsson

Coverfoto: depositphotos.com